LETTRES MÉDICALES

ÉCRITES D'ITALIE

ALBERT BOURNET

LETTRES MÉDICALES

ÉCRITES D'ITALIE

— Septembre - Octobre 1883 —

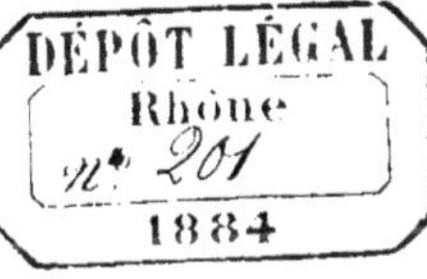

Eodem animo scripsi quo vidi.

La campagne romaine et la culture des Eucalyptus.
Les derniers travaux d'assainissement.
La station thermale des Acque Albule, près Rome.
SIENNE : *L'Université; entretiens avec E. Ferri.*
PAVIE : *Une visite à l'Université; les professeurs Sormani et Zoja.*

PARIS
LIBRAIRIE J.-B. BAILLIÈRE ET FILS
19, rue Hautefeuille, près du boulevard St-Germain.

1884

DU MÊME :

En Italie. — Notes de Touriste. In-8. Lyon, 1880.

Huit jours à la Grande-Chartreuse. — Pages intimes. In-8. Lyon, Pitrat, 1881.

Sur les rives du Léman. — Souvenirs, 1879-1881. In-8. Lyon, Pitrat, 1881.

Venise. — Notes prises dans la bibliothèque d'un vieux Vénitien. Volume in-18. Paris, Plon et Ce, 1882.

Rome. — Études de littérature et d'art. Un volume in 18. Paris, Plon et Ce, 1883.

A M. LE PROFESSEUR LACASSAGNE

LETTRES MÉDICALES

ÉCRITES D'ITALIE

Après le plaisir du voyage, il n'y en a guère de plus doux que celui d'en parler. Malheureusement, il est bien difficile, en écrivant ce qu'on a vu, de ne pas se laisser aller à sa nature. Quand on parle de l'Italie, l'écueil est encore plus à éviter.

Il est aujourd'hui de bon goût d'être pessimiste, de prendre pour devise le *Nil admirari* d'Horace. Critiquer tout donne bon air au touriste et le pose comme au-dessus des voyageurs frivoles, en vertu d'une vision plus intime. En livrant ces pages, l'auteur n'ignore pas ses torts à l'égard des lecteurs. Ils le blâmeront, sans doute, de ne se montrer nullement observateur, de s'enivrer trop souvent d'air et de soleil, de tomber parfois dans une sensibilité rêveuse et féminine (la terreur des enfants du siècle !). Ils critiqueront surtout, et non sans raison, la monotonie du récit. Malheur au touriste qui n'écrit que ce qu'il a vu ! Sa relation est toujours d'une pâleur extrême. Qu'il eût été plus commode d'imiter ces intrépides, ces consciencieux voyageurs qui ne sont jamais sortis de leur chambre ! On les aime, on les estime. Ne donnent-ils pas, en effet, par leur profonde érudition, par le côté dramatique de leur récit, une haute idée de leur mérite ?

Mais qu'importe ?... Celui qui a tracé ces lignes s'est efforcé de tout voir d'un œil complètement achromatique ; c'est là son seul titre à la bienveillance des lecteurs du *Lyon Médical.*

Il en est d'un voyage en Italie comme d'un rendez-vous. Plus on l'a désiré, plus on l'a souhaité, plus on le redoute. Un séjour de trois mois en 1880, quelques études spéciales sur cette terre classique, sur Rome surtout, n'avaient pas en moi dissipé ces craintes.

M. le professeur Lacassagne, M. Émile de Laveleye voulurent bien me munir de quelques lettres d'introduction. Je les prie de recevoir ici l'hommage de ma profonde gratitude.

Je partis seul. Le choix d'un compagnon de voyage est chose plus difficile à réaliser qu'on ne pense. Il faut être deux et ne faire qu'un ; il faut différer un peu et se ressembler beaucoup, sans quoi la gêne est réciproque : un mot, une exclamation malheureuse font parfois sur les images intérieures l'effet d'un coup de balai sur une volée de papillons. De Lyon à Marseille, de Marseille à Vintimille, la douce quiétude du voyage laisse tout un monde de pensées tourbillonner dans la tête : on rêve, on se souvient, on se recueille.

A Vintimille, il faut subir les perquisitions de la douane, vider ses malles, livrer ses armes (1).

On repart, et en quelques heures on est à Gênes. J'y avais séjourné toute une semaine en 1880, mais j'avoue n'avoir jamais pu comprendre que le président de Brosses ait écrit :

(1) Les miennes furent saisies, mais non confisquées. Peu de jours après, elles me furent expédiées à Lyon, très-soigneusement emballées.

« Parmi les plaisirs que Gênes peut procurer, on doit compter pour un des plus grands d'en être dehors ».

Le soir même, un de ces beaux navires qui sillonnent la Méditerranée, l'*Italia*, était en partance pour Civita-Vecchia, Je montai à bord.

C'est vraiment par mer qu'il faut quitter l'antique capitale de la Ligurie. A mesure qu'on s'éloigne, on la voit qui s'étend au fond d'une espèce de golfe en demi-lune le long du rivage. Malheureusement, à chaque élan du navire, la décoration change de forme et de couleur, les rives décroissent, et peu à peu, la solitude se fait sur la mer.

Le lendemain soir, nous devions être à Civita-Vecchia. Mais le navire propose et l'ouragan dispose. En vue de Porto-Ferraio, la mer, très-calme au départ, devint houleuse, le navire tanguait et roulait... enfin une vraie tempête fondit sur nous. Toutes les tempêtes se ressemblent. Celle-là, je ne la décrirai pas pour épargner aux lecteurs l'impression bien désagréable qu'elle fit sur moi. Il y a cependant quelque volupté à se rappeler en sécurité une souffrance passée. Nous étions depuis dix-sept heures en mer, quand nous touchâmes à Civita-Vecchia, « triste ville au bassin admirablement construit, pouvant servir de modèle aux ingénieurs maritimes, mais beaucoup trop étroit (1) ».

Impossible de débarquer sans songer à ce pauvre H. Beyle dont les seuls moments agréables étaient ceux où un navire déposait pour lui quelques amis de Paris.

Si l'on en juge par l'état actuel, Civita-Vecchia, en 1831, devait être un vrai lieu d'exil. Espèce de Livourne en miniature, l'antique cité pontificale n'est encore aujourd'hui qu'une plage sans caractère, sans ombre, sans un brin

(1) E. Reclus.

d'herbe. Comme station balnéaire, c'est pourtant la plus fréquentée des environs de Rome. Les autres plages sur la même mer, Palo, Fiumicino, Porto-d'Anzio (Antium) ne sont encore guère à la mode. Porto-d'Anzio va devenir, dit-on, une station importante. En 1884, sera inauguré le chemin de fer qui doit l'unir à Albano. Les ingénieurs, qui ne doutent de rien, prétendent assainir la région qui l'entoure en y pratiquant du drainage et du colmatage, comme dans la vallée de la Chiana ; mais il sera bien difficile d'y parvenir tant qu'on ignorera la nature intime de la malaria ; or, celle-ci est encore un mystère pour la science elle-même (1). Mieux vaudrait peut-être établir sur cette côte quelques colonies pénitentiaires qui planteraient des arbres ayant, comme l'eucalyptus, une puissante absorption par les feuilles et par les racines. Toute cette campagne de Porto-d'Anzio a droit au plus vif intérêt ; n'a-t-elle pas conservé dans ses entrailles, pour nous les rendre intactes après quinze siècles de vandalisme, le gladiateur Borghèse et l'Apollon du Belvédère ?

En quittant Civita-Vecchia pour prendre le chemin de fer de Rome, on ne peut s'empêcher de jeter à cette mer, si souvent inhospitalière, ce regard mélancolique qui s'attache aux choses qu'on ne doit plus revoir.

81 kilomètres sont bientôt dévorés même sur un railway italien. On s'arrête quelques minutes à San-Severa, à Palo, à Palidori, à Macarese. Auprès de toutes ces stations on a depuis quelques années planté des massifs d'eucalyptus. Les résultats sont, dit-on, satisfaisants. Guido Baccelli (2),

(1) Nous dirons plus loin ce que le corps médical italien pense du microbe de Tomasi Crudeli et Klebs, du microbe de Laveran.

(2) *Monographia archeologia e statistica di Roma e ampagna romana.* Roma, 1878.

G. Sormani (1) ont pourtant montré que la malaria, cette force occulte et meurtrière, y est encore bien puissante. C'est ce qui explique pourquoi ce côté de la campagne de Rome est, à cette heure, le plus désolé peut-être et le moins visité.

D'ordinaire les voyageurs arrivent à Rome par Florence, Arezzo, Terni ; c'est la grande route historique et la meilleure.

On s'habitue si vite à ce qui est, qu'à notre époque de chemins de fer, d'électricité, de téléphone, on a quelque peine à se reporter au temps où nos pères arrivaient à Rome en diligences traînées par six chevaux de poste. Ces sonneries de grelots, ces claquements de fouets, ces hennissements de chevaux, avaient quelque chose de pittoresque, d'animé, de vivant qu'on ne trouve plus sur les voies ferrées. La lenteur même du trajet vous préparait à l'arrivée. Que de palpitations de curiosité ! Comme les yeux se portaient radieux vers l'horizon ! Comme les cous se tendaient à travers les étroites portières ! Plus on approchait, plus le recueillement redoublait : Rome n'est pas une cité comme une autre. Enfin, au cri du conducteur : *Ecco il Duomo !* le voyageur répondait avec un enthousiasme fervent : *Ave Roma !*

Et la diligence franchissait la Porte du Peuple : il fallait ces préludes et cette entrée à la capitale de l'Univers !

J'en étais là du vagabondage de ma pensée quand nous arrivâmes en gare. Même impression que lorsque j'y entrai pour la première fois.

A Dieu ne plaise que j'essaie de donner ici « la sensation véritable de Rome ! »

Je me rappelle ce que dit Dante à Virgile dans la *Divine Comédie*. Pas tant de discours, et passons notre chemin.

Non ragioniam di lor !... ma guarda, e passa.

J'ai hâte d'arriver à des considérations plus scientifiques.

(1) *Geografia nosol. dell'Italia (conf. tavole in cromolitogr.* Roma, 1881.

Première lettre.

A Monsieur le professeur Lacassagne.

Rome, 6 septembre 1883.

Je suis à l'hôtel Florence et d'Alibert (1), en toute liberté, comme chez moi. Ce qui me plaît surtout, c'est qu'ici mille souvenirs rappellent la patrie absente. Ce Monte-Pincio que j'ai là, sous les yeux, est nôtre : Napoléon n'en a-t-il pas tracé les allées et planté les arbres ? Près de cette église de la Trinité-du-Mont, n'a-t-il pas créé une maison d'éducation pour les filles de nos compatriotes ? Cette petite place elle-même de la Trinita di Monti, cette via Gregoriana qui lui fait suite sont un peu françaises, puisque Cl. Lorrain, N. Poussin, L. Robert, H. Beyle les ont habitées. Et cette villa Médicis que j'embrasse tout entière de ma fenêtre, n'a-t-elle pas été la demeure de nos gloires nationales les plus pures ?

Voilà pourquoi je me suis acoquiné à cette chambre, qui est celle que j'occupais il y a trois ans. Mais je rougis parfois, moi chétif, d'être logé si près de tant de Français illustres.

Je rougis aussi... *Stultus ego !* devrais-je dire peut-être comme le berger de Virgile, et avec d'autant plus de raison que c'est dans la cité même *quam urbem Romam dicunt* que cette belle passion en moi prit naissance. Après tout, l'eucalyptomanie est peut-être encore de l'amour.

(1) Vicolo Alibert, près de la Via del Babuino, à deux pas de la piazza d'Ispagnia.

Lors de mon premier séjour, en 1880, bien souvent je portai mes pas jusqu'à la colonie agricole des Trois-Fontaines. Le supérieur, le P. Franchino, un vaillant Piémontais, un ancien soldat de cavalerie des lanciers d'Aoste, son secrétaire, le P. Abel, me firent l'accueil le plus bienveillant. Ils m'initièrent aux premières notions de la culture des eucalyptus. Depuis cette époque, ce lieu de travail au milieu d'un désert, ces plantations d'arbres bienfaisants, peut-être aussi certains couchers de soleil dans ces allées où l'on ne rencontre que les blanches figures des Trappistes, semblables à des ombres, tout cela avait laissé dans mon cerveau une empreinte ineffaçable.

Au retour, tous ces souvenirs, où l'imagination libre se joue, dilatèrent parfois ma pensée en d'étranges rêveries. Une correspondance avec MM. E. de Laveleye (1), A. Vallée (2), E. Meaume (3), et avec le P. Abel, fournit un aliment à ma passion. Aussi, aujourd'hui, ma première visite a-t-elle été pour Tre-Fontane.

Quand on sort de Rome par la porte San Paolo, l'ancienne porte Ostiensis, on s'engage sur la VIA OSTIENSE. A 2 kilo-

(1) L'illustre économiste belge, depuis longtemps déjà, est préoccupé de cet assainissement de la campagne romaine par l'eucalyptus. V. *Revue des Deux Mondes*, 1er juin 1872 ; et *Lettres d'Italie* (1878-1879), p. 126-129. Un volume in-18. Baillière, 1880.

(2) M. Auguste Vallée, ingénieur agricole, de Tours, à la suite d'un séjour à Rome (mars-avril 1879) a publié une excellente étude : *Culture de l'eucalyptus aux Trois-Fontaines*. Brochure de 30 pages. Tours, 1879.

(3) M. E. Meaume, ancien inspecteur des eaux et forêts, a publié à son retour de Rome (oct. 1881 — avril 1882) une véritable monographie sur l'eucalyptus à la colonie agricole des Trois-Fontaines, insérée d'abord dans la *Revue des eaux et forêts*, puis en brochure. 36 pages. Paris, 1882, bureaux de la *Revue des eaux et forêts*.

mètres, on trouve ce temple solitaire, cette immense basilique de Saint-Paul-hors-les-murs, incendiée trois fois et reconstruite par Pie IX. A 1 kil. 1/2, à l'osteria du Ponticello, de la VIA OSTIENSE se détache à gauche la VIA ARDEATINA. On s'y engage, et après 2 kilomètres, on arrive à un lieu que les Romains avaient appelé la Tombe, et où saint Paul fut décapité : la tête séparée du tronc, dit la légende, rebondit trois fois, et trois fontaines (tre fontane) jaillirent de terre à l'instant pour laver le sang de la victime. Les fontaines coulent encore consacrées par autant d'églises : c'est un lieu saint pour les croyants (1).

C'est là que douze Trappistes, presque tous Français, entreprirent, dès 1868, avec la malaria, une lutte à mort. Aujourd'hui, il ne reste aucun de ces courageux défricheurs. Huit ont succombé à la peine, les quatre autres ont dû rentrer en France avec une santé complètement ruinée.

Dès 1869-70, on commença à planter des eucalyptus à Tre-Fontane. Mais le sol n'est pas partout propice à la culture ; en certains endroits il n'a pas plus de 30 à 40 centimètres de profondeur ; au-dessous se trouve une espèce de tuffeau lithoïde appelé *cappellacio*, ou chapeau de la pouzzolane, et dont l'épaisseur varie de 50 centimètres à 2 ou 3 mètres ; puis vient la pouzzolane (2) proprement dite, ou sable volcanique qui, mêlé à la chaux, constitue un excellent ciment. Il fallut employer la dynamite ; le sous-sol fut

(1) Pour eux, le P. Dom Gabriel a écrit une notice intitulée : *L'abbaye des Trois-Fontaines située aux eaux Salviennes, près de Rome, et dédiée aux saints martyrs Vincent et Anastase.* 3e édition. Landerneau, 1882 (augmentée des rapports de A. Vallée et de E. Meaume).

(2) C'est la pouzzolane qui a servi à faire le ciment si tenace des murailles romaines. Cette pouzzolane forme les sept collines de la rive gauche, le Capitole seul est presque entièrement composé d'un tuf poreux.

profondément brisé et en se mélangeant au sol constitua une terre de bonne qualité.

Le P. Abel m'initiait hier encore à cette culture si attrayante. Dans des caisses remplies de terreau, on décrit des cercles ayant tous 6 centimètres de rayon. Au centre de chacun d'eux on dépose une graine que l'on recouvre d'une faible couche de terre. Cette opération délicate se fait en février, mars ou en automne. Le jeune arbuste a-t-il atteint 10 centimètres, on le transplante dans des pots à fleurs de 20 centimètres de diamètre et de 20 centimètres de profondeur. Le printemps venu, tous ces plants de six à huit mois sont mis en terre : ils ont alors de 15 à 20 centimètres de hauteur. On les dispose en quinconce en laissant entre eux un écartement d'environ 2 mètres. Tout n'est pas fini. Le jeune arbuste aura, dès lors, à lutter contre trois ennemis terribles : la sécheresse, le vent et le froid. Pendant l'été, chaque pied doit recevoir, au moins tous les huit jours, huit à dix litres d'eau. Contre le vent, parfois très-violent, il est rare qu'on ait recours aux tuteurs. Quant au froid... La température moyenne à Tre-Fontane est, en hiver, de —3° à —4° centigrades. Or, l'eucalyptus peut supporter — 5° et —6°. En 1875 et 1879, le thermomètre descendit à —9° : tous les jeunes plants au-dessous de deux ans périrent. En 1882, beaucoup des semis ne purent résister à — 5°. L'espèce la moins éprouvée à —9° est le Globulus, comme on l'a constaté pendant l'hiver de 1879-80. Les E. Amygdalina, dont on voit de si beaux spécimens sur les bords du lac Majeur, chez le prince Troubeskoï, ne prospèrent pas à Tre-Fontane.

Je parcours, en compagnie du P. Abel, les lignes récemment boisées d'eucalyptus. L'espace laissé entre elles est de 5 à 6 mètres, Il y a là environ neuf cents sujets par hectare. Ceux qui datent de 1880 ont déjà près de 3 mètres de hauteur. Entre les lignes on cultive le blé, le maïs, le seigle, l'orge et l'avoine (1). Après la récolte on laisse paître les moutons.

Sur certains points, il y a trois ans à peine, on trouvait de l'eau à quelques centimètres de la surface du sol : aujourd'hui il faut creuser à plus d'un mètre pour la faire sourdre. Tous ces arbres, me dit mon aimable cicérone, agissent donc et par l'eau qu'ils soutirent au sol, et par l'oxygène qu'ils exhalent : L'E. globulus, pour 1 mètre carré de surface foliacée, jette dans l'atmosphère, en douze heures de jour, plus de 2 kilog. 200 d'eau ; le Resinifera en peut jeter 3 kilog. ! Et, prenant une feuille d'E. globulus, il ajouta : M. Auguste Vallée m'a montré jusqu'à trois cent cinquante stomates sur un millimètre carré de cette surface intérieure.

Deux hommes, qui tous deux portent un grand nom, se sont particulièrement occupés de ces cultures : l'un s'en est constitué le défenseur, l'autre l'adversaire. Le sénateur Torelli est un grand admirateur des Trappistes et un apôtre de l'eucalyptus. L'abbaye des Trois-Fontaines lui doit d'avoir été reconnue par l'État comme Société civile (1880), et d'avoir reçu à perpétuelle emphytéose 495 hectares à condition d'y planter chaque année 12,500 eucalyptus ; elle lui doit surtout le vote au Sénat de la fameuse loi sur les euca-

(1) Sur une superficie d'environ 19 hectares de vigne en rapport, la colonie agricole des Trois-Fontaines a récolté cette année (1883) 105 bouttes du pays, soit environ 1,000 hectolitres de vin. Malheureusement la qualité ne répond pas à la quantité ; c'est du reste l'ordinaire. Il est faible de couleur et de corps, *fiacco*, comme l'on dit ici. Il manque d'alcool. Cette année les prix de vente ont baissé sensiblement, de moitié environ par rapport à l'année dernière. En novembre et décembre 1883 il s'est vendu 0,40 c. le litre pris en cuve. Le froid et les transvasements le bonifieront. (Note communiquée par le P. Abel, fin décembre 1883.)

lyptus. Si douter c'est sortir d'une erreur, c'est aussi souvent sortir d'une vérité. Le professeur d'hygiène de l'Université de Rome, le docteur Tommasi Crudeli, un baccilomane, nie l'heureuse influence des cultures d'eucalyptus. L'évidence n'est plus, de nos jours, le critérium du vrai ! Si ce fameux schizomycète aérobie, ce baccillus malariæ (1) existe, pourquoi l'eucalyptus n'agirait-il pas sur lui à la façon du parfiumo de Venise qui réduit les moustiques à l'impuissance (2)? Je parle au P. Abel de l'illustre député au Parlement : « Monsieur Tommasi Crudeli, me dit-il, vient bien rarement nous voir... Comment est-il si bien renseigné? Croire sur parole, c'est pour un savant... »

Je n'ai plus de place, et je n'ai pas dit la vingtième partie de ce que j'ai vu à *Tre-Fontane*. Je m'arrête donc, *jam satis est*, comme dit Horace, et je résume mes impressions.

Cette vie active des Trappistes, mêlée aux travaux des forçats (3), est d'un autre monde et d'un autre âge. Les pensées, les émotions qu'elle inspire, je ne les ai point connues ailleurs aussi vives. Rien dans mon odyssée de touriste, si ce n'est peut-être le mont Cassin (entre Rome et Naples), rien ne m'a fait une impression plus profonde.

(1) V. *Archives italiennes de biologie*, tome I, p. 470-475 ; — *Actes de l'Académie des Lincei*, tome IV, 3e série, 1879.

(2) On ne croit guère en Italie au microbe de Tommasi Crudeli. A Pavie, le professeur Sormani m'a montré d'admirables préparations de baccillus de Koch, mais il m'a affirmé n'avoir jamais vu celui de la malaria.

(3) Il y a aujourd'hui à Tre-Fontane 45 trappistes et 200 forçats. Ces derniers sont payés à raison de 1 fr. par jour de travail. A un kilomètre de l'abbaye on achève en ce moment (octobre 1883) un bagne qu'ils ne pourront habiter que lorsqu'il sera entouré d'eucalyptus.

Détail bon à noter : aujourd'hui le tramway qui part de la place Montanara tous les quarts d'heure, pour 30 centimes vous conduit à la basilique de Saint-Paul. Sous peu il arrivera jusqu'aux Trois Fontaines, en passant par une route que les Trappistes viennent d'ouvrir.

Deuxième lettre.

Rome, le 8 septembre 1883.

Je sors de chez le docteur Pantaleoni qui, depuis cinquante ans, étudie Rome et ses origines.

— « Je ne sais si vous êtes satisfait de ce que vous voyez ici... moi je ne le suis guère. Notre pays est en voie de transformation. Je ne me fais pas d'illusion sur tout ce qui nous manque. Nous sommes pour bien des choses encore dans l'enfance. Cependant le progrès, et même le bon, est immense... » Nous arrivons à parler de la malaria, de Tre-Fontane. Le sénateur Pantaleoni est un des meilleurs amis de Luigi Torelli, le rapporteur de la loi votée au Sénat sur l'essai en grand de la culture des eucalyptus à la colonie agricole des Trois-Fontaines.

— « Sur ce mode d'assainissement, nous ne sommes pas, Torelli et moi, toujours en parfaite communauté d'idée. Je crois que toute culture d'arbres dans le sol de Rome trouve un obstacle dans une couche tufacée volcanique ; il faudrait la faire sauter avec la dynamite ou autre moyen radical pour obtenir les beaux spécimens de Cannes et de Nice. A Rome, il me paraît que les eucalyptus poussent très-bien, mais ils ne grossissent pas, quoi qu'en dise mon ami Torelli. »

M. Pantaleoni veut bien me faire hommage des principaux travaux de son illustre ami et mettre à ma disposition sa correspondance sur la question des eucalyptus. Je cause ensuite avec son fils, M. Raoul Pantaleoni, un jeune ingénieur qui parle le français avec une grande facilité.

— Depuis mon dernier séjour, lui dis-je, tout se transforme ici... Sous prétexte de livrer de larges espaces à l'air et au soleil, d'arrêter les débordements du Tibre, on rase là-bas, près du Ghetto, toutes ces masures enchevêtrées et qui descendaient dans le Tibre, désordre si cher aux artistes et si odieux aux ingénieurs !...

M. Raoul Pantaleoni sourit, et pour me convaincre, m'expose, avec toute la compétence d'un homme qui connaît à fond son art, combien ici la nécessité prime tout : Le Tibre est un fleuve incorrigible comme le Rhône ; pendant son parcours, à son embouchure, il se comporte comme lui. Ostie est aujourd'hui à six kilomètres et demi du rivage. Arles, ancien port de mer, s'en trouve éloigné de plus de cinquante kilomètres. Les lagunes littorales des deux fleuves ont fini par être colmatées et comblées par les eaux mêmes qui les alimentaient... elles se sont desséchées par immersion. La lagune vive est devenue lagune morte.

Le Rhône est un torrent des Alpes. Le Tibre a un régime aussi rapide avec de plus fréquents remous. Ses crues soudaines causent de grands dégâts à Rome, qui n'est pourtant qu'à 36 kilomètres de la mer. Plus d'une fois je l'ai vu s'élever à 10 et 12 mètres au-dessus de l'étiage. A San-Lorenzo in Lucina, près du Portail, vous avez pu constater le niveau qu'il atteignit en décembre 1870 ! Il était donc de toute nécessité de livrer aux ingénieurs hydrauliciens toute cette partie de la rive gauche du fleuve comprise entre le Ponte Sisto et le Ponte de' Quattro Capi. Des quais, des bas-ports semblables à ceux que vous avez vus là inachevés seraient nécessaires dans toute la traversée de Rome...

Je ne donnai même pas à mon aimable interlocuteur le temps d'achever. Alors, m'écriai-je, avant la fin du siècle on ne verra plus sur les bords du Tibre que d'immenses murailles construites en blocs de travertin (1), digue formidable, insubmersible, à la vérité, mais qui étreindra cet indépendant flavus Tiberinus de Virgile comme le chemin de ronde d'une prison !...

Nous parlons ensuite des progrès réalisés à Rome, au point de vue de l'hygiène, depuis ces dix dernières années. Ils sont incontestables. Le temps n'est plus où il suffisait au comte de Tournon d'une simple promenade à cheval dans la villa Borghèse, au coucher du soleil, pour contracter la fièvre. Qu'on jette seulement les yeux sur le plan (2) médical de Rome dressé en 1868-69 par Léon Colin et ensuite sur la belle carte de la salubrité régionale de Rome publiée (3), il y a quelques mois, par le professeur Francesco Scalzi (4).

De 1871 à 1880, sur une population de 270,495 habitants, la mortalité s'est élevée seulement à 5,798 (soit 21,43 pour 1,000 habitants), tandis que pour une même période (1861-70), elle était de 5,785, avec une population de 207,956 (soit 27,81 pour 1,000 habitants). D'où résulte pour les dix der-

(1) Le travertin est une assez vilaine pierre remplie de trous comme le tuf, et d'un blanc jaunâtre. On l'extrait surtout de Tivoli. Certains voyageurs lui préfèrent la belle pierre de taille employée à Lyon. A mon humble avis, le travertin est la seule pierre qui convienne à Rome, la seule qui s'harmonise avec ses autres édifices, tous construits en travertin, sans en excepter le Colisée.

(2) Léon Colin : *Traité des fièvres intermittentes*. Un vol. in-8. Paris, Baillière, 1870.

(3) *Illustrazione del Quadro sulla salubrita regionale di Roma*. Roma, 1882.

(4) Le professeur Fr. Scalzi, membre du conseil supérieur de santé du royaume, le premier fit une communication à l'Académie de médecine de Rome sur l'état hygiénique de la capitale de l'Italie (séance du 2 juillet 1875) ; la seconde communication fut faite en 1880 au congrès des médecins italiens.

nières années une mortalité en moins de 6,38 sur celle des dix années précédentes.

L'auteur divise Rome en 46 zones ou paroisses ; chacune, suivant le degré de salubrité, est circonscrite par une ligne rouge (maximum de salubrité), bleue (salubrité moyenne) ou jaune (minimum). D'un coup d'œil on embrasse ainsi l'état hygiénique de chaque zone. De toutes, la moins salubre aujourd'hui est le Ghetto (Claustro Israelico).

De 1861 à 1870, la paroisse la plus salubre était San-Andre delle Fratte, c'est-à-dire toute cette région qui comprend la partie sud du Pincio, la Trinité-du-Mont, la place d'Espagne, les rues Sistina, Gregoriana, dei due Maccelli, Capo le case, la piazza di San-Silvestro ; en 1871, sa population était de 7,232 habitants, avec une moyenne décennale (1861-1870) de mortalité de 115, soit 15,91 pour 1,000 habitants; en 1881, avec une population de 7,500 habitants, elle eut pour la période décennale (1871-1880) une mortalité moyenne de 94, soit 12,53 pour 1,000 habitants. Aujourd'hui, la zone la plus saine est Santa-Maria-Maggiore, c'est-à-dire toute cette région de la nouvelle Rome comprenant la station du chemin de fer, la via Princessa-Margharita, la via Principe-Umberto, la piazza dell'Esquilino, Santa-Maria-Maggiore. Elle ne renferme pas moins aujourd'hui de 18,275 habitants; en 1871 elle n'en comptait que 6,097 : de 1861 à 1870, mortalité moyenne, 29,52 pour 1,000; de 1871 à 1880 elle descend à 11,48.

Pour San-Bernardo l'exemple est encore plus saisissant : aujourd'hui, c'est la troisième zone comme salubrité : sous Pie IX elle était la trente-neuvième. De 3,808 en 1871, sa population s'est élevée à 9,500 en 1881 : avant 1870, la moyenne de la mortalité était de 34,40 pour 1,000 habitants; elle n'est aujourd'hui que de 13,67 !

Scalzi divise les bords du Tibre en 20 paroisses : 6 sur la rive droite et 14 sur la rive gauche. Ces dernières, avec une population de 77,128 habitants, ont actuellement une mortalité moyenne de 23,02, tandis qu'avant 1870 elle était de 27,67. Quant aux six paroisses de droite (38,354 habitants), la moyenne de mortalité, qui avant 1870 s'élevait à 31,87 pour 1,000 habitants, s'est abaissée à 28,85. L'auteur résume ainsi l'état sanitaire de Rome :

1861-1870, moyenne de la mortalité sur 1,000 h. :	27,81
1871-1880, — — —	21,43
Différence en moins :	6,38

Plusieurs membres du corps médical romain me confirment l'exactitude de ces chiffres. Un médecin étranger, le docteur Enrico Hoyer, qui exerce à Rome depuis plus de vingt et un ans, va publier une brochure intitulée : *Roma non è città malsana non è sede di malattie epidemiche* (1). Dieu sait pourtant que de travaux ont paru dans ces derniers temps sur Rome et la campagne romaine ! Je ne veux citer que ceux que j'ai là, sur ma table, et qui ont pour sujet le bonificamento dell'agro romano : les études de Torelli sur la malaria (2) ; de G. Pinto sur les centres habitables de l'agro ro-

(1) Ces lignes étaient sous presse quand il m'est parvenu la brochure du docteur Hoyer. Dans sa clientèle, composée presque exclusivement d'étrangers, les affections qui se sont présentées le plus fréquemment sont « la febbre di Roma, il tifo e la difterite ». (Novembre 1883.)

(2) Ces actes parlementaires (projets de loi, etc.), nous les devons à l'obligeance de M. Pantaleoni, ainsi que la *Carta della malaria dell'Italia illustrata*. Firenza, 1882, in-4°.

mano (1), de L. Bracci sur le climat du Latium (2), de F. Aventi Roverella sur la question de l'agro romano (3); les rapports (4) de Tommasi Crudeli, de la Chambre de commerce (5) de Rome; enfin la carte que vient de publier (septembre 1883) le ministre de l'agriculture, de l'industrie et du commerce (6).

Et cependant... l'agro romano n'a guère changé d'aspect. C'est toujours cette campagne majestueuse et sévère où l'œil n'aperçoit que des pâturages gigantesques, des pâtres nomades à cheval et la lance au poing, des troupeaux libres de chevaux et de bœufs, et de loin en loin quelques fermes abandonnées. Ces solitudes immenses qui s'étendent autour de Rome, des montagnes de la Sabine à la mer, je les ai parcourues (7) à pied, à cheval, préoccupé, poursuivi, trop souvent peut-être, par les souvenirs de tous les âges... Dans ces lieux dénués de tout, il faut oublier un peu les besoins de l'existence matérielle.

(1) *Roma; l'agro romano e i centri abitabili; studio dell D G. Pinto.* Roma, 1882, 200 p.

(2) *Sul deterioramento del clima del Lazio e circonvicini*, etc. In-18. 159 p. Roma, 1883.

(3) *La bonifica dell'agro romano ed i suoi oppositori.* In-18. Roma, 1883.

(4) *La préservation de l'homme dans les pays à malaria.* Rapport présenté au ministre de l'agriculture et de l'industrie le 18 mai 1883.

(5) In-18 de 13 p. Roma, 1883.

(6) *Carta dimonstrativa dello stato attuale della coltivazioni nella zona di chilometri 10 dal rentro di Roma, nella quale e reso obligatorio anche il bonificamento agrario dell'articolo 1 della legge 8 luglio 1883.*

(7) Mon seul guide dans ces pérégrinations lointaines a été la *Pianta della campagna romana nello stato anticho e moderno sulla proporzione de 1 à 110,000*, publicata nell anno 1859. Da Luigi Piale, 1, piazza di Spagna.

Toute la région qui s'étend entre Civita-Vecchia et Terracine (145 kilomètres), je l'ai explorée, voyageur solitaire. C'était une des plus fréquentées dans les beaux temps de l'empire. Aujourd'hui c'est un désert malgré la guerra alla malaria, malgré la legge Berti. Néanmoins Porto-d'Anzio (Antium), qui naguère n'était qu'une assez méchante bourgade pleine de ruines et de charbons, entourée de rizières pestilentielles, est sur le point de devenir une station balnéaire à la mode. Le palais Albani, le palais Pamphili, aujourd'hui villa Adele, les palais Borghèse, Corsini, les villas récentes Sinimberghi, Sindici, Costa... attendent le flot des visiteurs et des amis.

Le docteur L. Galanti vient de publier une étude (1) sur la salubrité du climat d'Anzio. La statistique de l'Ospizio marino ne dément pas ses affirmations.

Depuis 1867, en effet, fonctionne à Porto-d'Anzio un « hospice marin » pour les enfants pauvres, scrofuleux et rachitiques de la province de Rome. De 1867 à 1882, sur 6,230 petits malades traités, 865 ont complètement guéri, 4,941 ont été notablement améliorés, 376 ne l'ont été que très-légèrement, 40 ont résisté au traitement, 8 ont succombé, et sur ces huit il n'y a que deux cas de mort causés par la malaria. Du 10 au 17 septembre 1882 (2), les 959 enfants (3) soumis au traitement ont pris environ 28,571 bains de mer. Il n'y a pas eu un seul cas de mort. Ces 959 enfants ont été rendus à leurs familles avec une augmentation totale de

(1) *Anzio ed il suo clima ; la ferrovia Roma ; Anzio e i suoi vantaggi*, in *Gazzetta medica di Roma*, année IX, n° 17, sept. 1883.

(2) Chaque année, le conseil de la direction, dont le président actuel est le docteur Pietro Pericoli, publie une relation statistique et administrative. Je l'avais sous les yeux en traçant ces lignes.

(3) 193 rachitiques, 766 scrofuleux.

poids de 1,173 kilogr. 816 gr., soit pour chacun une augmentation moyenne de 1 kil. 224. L'année précédente, ce chiffre ne s'était élevé qu'à 1,052, et en 1880 seulement à 0,890.

Le docteur Leopoldo Taussig, directeur de « l'hospice marin » d'Antium, possède la collection complète des observations de ces petits malades et que nous avons toutes vues résumées dans des tables statistiques remarquables. En France nous n'avons comme établissement de ce genre que l'hospice marin de Berck-sur-Mer, l'hôpital de Forges, celui de Cette et le Dispensaire du Havre. Qu'on jette les yeux sur la carte des « hospices marins » en Italie par le docteur A.-J. Martin : depuis le jour où l'hôpital des enfants trouvés de Lucques envoya à Viareggio ses scrofuleux (1856), ces établissements se sont multipliés sur la péninsule italienne, grâce au professeur Joseph Barellaï : 8 sur l'Adriatique et 13 sur la Méditerranée. Le mieux organisé est l'hospice marin vénitien, comme je pus le constater lors de mon séjour à Venise en 1880.

Troisième lettre.

Rome, le 25 septembre.

J'omets plus d'une alerte, je tais maintes aventures dans la campagne de Rome (1)..., tant j'ai peur d'une digression. Avant-hier je me suis présenté chez M. Bodio, directeur de la statistique générale. L'éminent statisticien était absent, en vacance à Lugano (Suisse). Je l'ai informé de l'objet de ma visite. Ce matin, j'ai reçu quelques lignes des plus aimables en même temps que de précieuses publications du ministère. Le 3 octobre il sera de retour. Je l'attendrai.

J'en profite pour étudier la statistique italienne. Il est peu de pays où elle ait été l'objet de plus nombreux et de plus remarquables travaux. L. Bodio, G. Sormani, A. Messadaglia, L. Pagliani lui apportent le fruit de leur patiente érudition.

Depuis le 8 septembre 1878, la direction générale de la statistique est rentrée dans les attributions du ministère de de l'agriculture, de l'industrie et du commerce.

Les publications de la direction générale sont très-nom-

(1) Août et septembre sont encore, comme du temps d'Horace, les mois les plus dangereux. Si j'ai échappé à la malaria, je ne le dois qu'à quelques précautions d'hygiène, car je n'ai pas songé un seul instant à faire usage du sulfate de quinine, des teintures alcooliques d'eucalyptus si employées aux environs de Rome, ni même des préparations arsénicales préconisées par Tommasi Crudeli (gélatines titrées de Cyon).

breuses, comme j'ai pu le constater à la Bibliothèque Vittorio-Emmanuele (Bibliothèque nationale) et à celle du Sénat, grâce à son excellent bibliothécaire, M. Menozzi. Elles embrassent toutes les recherches dont peut être l'objet l'état moral, social et économique d'un grand pays. Je citerai seulement celles du recensement de la population, de l'émigration, des causes de mort dans les villes chefs-lieux de province et d'arrondissement, de l'état de l'instruction publique, enfin la statistique judiciaire des affaires pénales ; ce titre n'est commun qu'aux volumes publiés en 1879 pour l'année 1876, et en 1883 pour l'année 1880 (et rétrospectivement pour 1877, 1878, 1879). Ceux relatifs à 1874 et 1875 ont pour titre : *Statistica degli affari penali et commerciali et degli affari penali*. Mais qu'il y a loin de là aux « admirables statistiques francaises ! » (1).

M. Louis Bodio est ainsi le créateur du service de statistique le plus central qu'il y ait en Europe. Outre ses publications officielles, il a pour organe une excellente revue, l'*Archivio di Statistica*. Ces archives sont bis-annuelles (un fascicule de 250 pages tous les six mois.) Fondées en 1876 par Theodoro Pateras, elles sont dirigées actuellement par l'infatigable M. Bodio, et par Boselli, C. Correnti, Messedaglia. Dans les sept volumes dont se compose aujourd'hui la collection, j'ai rencontré de vrais chefs-d'œuvre de patiente érudition. Il y a là des études statistiques sur toutes les nécessités de la vie, y compris la dernière, celle de la mort. Il y

(1) C'est l'expression dont se servent eux-mêmes la plupart des statisticiens italiens pour désigner l'incomparable publication publiée depuis 1825 par le bureau de la statistique du ministère de la justice, sous la direction de M. Arondeau jusqu'en 1862, et depuis sous celle de M. Yvernès.

en a de fort curieuses sur le mariage, cette autre nécessité (1) de l'existence sociale : en 1866, il y eut en Italie (Venise et Rome exceptées) 147,218 mariages religieux et seulement 120,752 civils ; en 1870, 183,431 religieux et 168,067 civils ; en 1877, 190,983 religieux contre 191,043 civils. Dans la seule province de Rome et dans la même année 1877, je note 6,588 mariages religieux et seulement 5,143 civils. Il y a donc encore des Italiens pour lesquels le caractère religieux du mariage absorbe le caractère civil.

Rome, le 30 septembre.

Ces 15,000 pèlerins remuant et ondoyant dans Saint-Pierre, ce discours de Léon XIII, ces cris de : Vive le pape-roi ! toutes ces manifestations d'une dévotion expressive et bruyante, suggèrent bien des réflexions quand, la première impression passée, on commence à raisonner et à réfléchir. *Quantum mutatus ab illo !* est le mot qui, sans cesse, vous revient aux lèvres. Le culte des premiers chrétiens est aussi méconnaissable sous ces décors d'opéra que la morale évangélique sous la poésie du cardinal Bembo.

Il y a trois choses à Saint-Pierre qui vous font oublier ces tombeaux prétentieux, ces saints, ces saintes juchés dans tous les coins : la *Justice*, du mausolée de Paul III ; les *Lions*, de Canova, au tombeau de Clément XIII ; les *deux Génies*, de celui des Stuarts, et la *Pietà*, de Michel-Ange. On est fier d'être homme en présence de ces morceaux suprêmes et sans rivaux. On passe à les contempler, non pas des moments, non pas des heures, mais des journées entières de félicité parfaite. On trouve au moins bizarre cette chemise de tôle

(1) Ne me plaignez pas trop : je suis célibataire.

dont on a revêtu ce beau corps de la *Justice*, si souple, si plein de grâce dans sa calme blancheur de marbre grec. Peut-être a-t-on craint que quelque amant de l'art ne se mît à genoux devant elle ! Peut-être... tant la mince feuille de métal suit avec une obéissance amoureuse les ondulations qu'elle recouvre, mais qu'elle ne cache pas !... Essayez d'attacher des sandales à un des pieds divins de la Vénus de Médicis, ou de lui jeter sur les épaules un peignoir, la déesse de Paphos n'est plus qu'une courtisane !

Le 2 octobre 1883.

De voir tant de tableaux, de statues, de monuments, ne me plaignez pas, cher maître. Il y a tout autour de Rome des coins où la nature tient sa puissante pharmacie de remèdes aux dégoûts, fatigues, indigestions, hébêtements qu'engendre parfois la vue de tant de chefs-d'œuvre.

J'arrive de Tivoli (*Tibur udum*), site incomparable et dont les cascatelles semblent un écho des vers d'Horace. La demeure retentissante d'Albunée, l'Anio qui tombe (*Prœceps Anio*), les vergers qu'il arrose, le bois sacré de Tibur ont été trop souvent décrits pour que je vous en parle.

Paulo minora canamus. Connaissez-vous sur la route de Rome, à 5 kilomètres de Tivoli, les *Acque Albule*, ces eaux sulfureuses tièdes que prisaient tant les vieux Romains ? (1).

Bien que Ezio, Bacci, Kircher, Cappello, Monti, Viale et Latini, Humphry Davy (1814), Comaille et Lambert (1867)

(1) Ils les appelaient Æquæ sanctissimæ. Pline les préconisait surtout « pour les blessures. » On est quelque peu surpris que le docteur J. Rouyer, dans son curieux livre : *Études médicales sur l'ancienne Rome* (in-8, 1859), au chapitre des eaux minérales anciennes, ne fasse pas mention des Acque-Albule, non plus que Ch. Dezobry, in *Rome au siècle d'Auguste*, un trésor d'érudition.

les aient particulièrement étudiées, elles sont encore à cette heure fort peu connues en France. A. Joanne, Constantin James, Durand-Fardel les passent même sous silence dans leurs récentes éditions. Pourtant dès 1865, le professeur Lorenzo Bartoli, médecin de l'établissement, leur consacrait un opuscule intitulé : *Guida ai Bagni delle Acque-Albule*, résultat d'une expérience de dix ans. En 1872, la *Gazetta medica di Milano* contenait quelques articles à leur sujet. Le docteur Schiwardi leur consacra aussi quatre pages de son guide (*Guida alle acque ed ai bagni d'Italia*). Enfin, en 1880, le regretté docteur Scipione Quagliotti, médecin des hôpitaux de Rome, sur les conseils de L. Bartholi, a publié une excellente monographie (1) très-complète. C'est surtout grâce à cette dernière étude que j'ai pu tirer profit de ma visite au grand établissement balnéaire de la Société Anderloni et Cie (2).

Pour se rendre de Rome aux Acque-Albule, rien n'est plus facile aujourd'hui. Près de la porte San-Lorenzo, on prend le tramway à vapeur de Tivoli. Le trajet se fait en une heure. On laisse à droite le Campo-Verano, la basilique de Saint-Laurent où sont déposées les cendres de Pie IX, et on s'engage sur l'ancienne via Tiburtina, au milieu des immenses pâturages qu'arrose l'Anio. Seuls quelques pâtres au teint blême, des troupeaux de chevaux, de buffles, de grands bœufs grisâtres aux longues cornes, errent dans ces

(1) *Alcuni cenni sulla storia, topografia, fonte, stabilimento ed uso delle Acque Albule*, raccolti dal dot. Scipione Quagliotti. (Brochure in-18 de 60 pages. Roma, 1880.)

(2) Cette entreprise est due à l'initiative d'une Société constituée par la Société belge des tramways Roma-Tivoli (M. Maurice Letellier est son représentant), et par MM. D. Baccelli et F. Anderloni, ingénieur. Le nouvel établissement a été inauguré le 14 juillet 1879, en présence des principales notabilités médicales de Rome.

solitudes. A 18 kilomètres de Rome, à 2 kilomètres des Acque-Albule une forte odeur de soufre vous arrive. Bientôt vous voyez les gracieuses constructions de l'établissement entourées d'eucalyptus. Un coup de sifflet retentit, le tramway quitte la via Tiburtina, tourne à droite et pénètre dans la partie centrale des bâtiments. Là se trouve une salle de forme octogonale assez bien décorée et qui sert de restaurant. Le service médical, la pharmacie, les bureaux de l'administration sont disposés tout autour. Au-dessous passent les Acque-Albule dont l'émissaire se bifurque pour alimenter les deux grandes piscines placées au milieu des jardins et les vasques des 200 cabines. Leur source est à une petite distance de l'établissement. Tous les baigneurs peuvent aller les voir s'échapper d'un ancien petit cratère, aujourd'hui un lac, le lac de la Solfatara. Situé à 45 mètres au-dessous du niveau de la mer, il a 150 mètres de long sur 80 m. de large, et en certains endroits jusqu'à 40 m. de profondeur. Ses eaux, d'une limpidité extrême, ont une température constante. L'émissaire qu'avaient construit les Romains pour les conduire à l'Anio n'existe plus. Au XVIe siècle le cardinal d'H. d'Este, gouverneur de Tivoli, fit construire un nouveau canal. Les Acque-Albule y coulent encore sous la forme d'un ruisseau légèrement bleuâtre, dont la température est de 23°,7 centigrades et qui exhale une très-forte odeur de gaz sulfhydrique. Un litre d'eau en contient 6,90 cc. On y trouve aussi de l'oxygène (2,28 c. c.), de l'air atmosphérique (14,68), du sulfure de calcium (0 gr. 01797), et quelques traces d'arsenic. C'est donc une des eaux sulfureuses les plus riches. Elle n'a de rivale que Montmirail, Euzet, Aix-la-Chapelle et Burtscheid. 500,000 mètres cubes en 24 heures ! La plus abondante de nos sources, Saint-Honoré, n'en peut fournir que 800 !

Tout concourt ici à réaliser le précepte d'Hufeland : « La diète de l'esprit est aussi un point important, la bonne humeur ne doit jamais quitter quelqu'un qui fait une cure d'eau. » Il n'y a là pourtant que des herpétiques, de malheureux porteurs de prurigo, de lichens, d'eczéma, d'impétigo, d'acné, de couperose, de psoriasis, que d'infortunés catarrheux, de pauvres rhumatisants, de tristes goutteux, syphilitiques, névropathes !... Quant aux baigneurs bien portants, aux amateurs, on les voit surtout le dimanche : ce jour-là, ils arrivent en foule pour faire connaissance avec l'eau sulfureuse : 500 parfois pour 200 cabines ! La pudeur privée se subordonne alors à la pudeur publique, on s'empile... plusieurs n'en voulaient pas davantage. La durée des bains varie de 20 à 30 minutes pour les dermatoses sèches, de quelques minutes seulement pour les affections des organes respiratoires. Au premier frisson il faut sortir de l'eau. Malheur aux phymiques, aux cardiaques, aux vieillards qui viennent s'y plonger ou qui en boivent ! Ils courent à une mort certaine. Bains de vapeurs, pulvérisations, inhalations, irrigations, tout pour eux doit être proscrit. Quand on prend les Acque-Albule à l'intérieur, le meilleur moment est le matin à jeun ; on peut en boire jusqu'à cinq ou six verres par jour.

Excepté dans les maladies invétérées, la durée du traitement est d'environ cinq à six semaines. Mai, juin, septembre sont les mois qu'il faut choisir de préférence. C'est aussi vers cette époque que les Romains y venaient chercher la santé, comme le prouvent de vieilles inscriptions déterrées dans les fondations des anciens thermes. On m'en a montré de charmantes et de voluptueuses, comme celle-ci : *Hygiæ et Veneri*, à la Santé et au Plaisir ; inscription qui semble toujours jeune, parce que la destination du lieu n'a pas changé.

Quatrième lettre.

UNE VISITE A ENRICO FERRI, A SIENNE.

Sienne, le 11 octobre 1883.

Entre Rome et Florence, Sienne la Gibeline, le centre du beau langage, mérite une halte. C'est là qu'on revit dans le Moyen-Age. Nulle n'a mieux gardé la physionomie du passé (1). Je ne la décrirai pas. Vous n'avez pas oublié ses palais-forteresses, ses ruelles étranges, son dôme, sa grande place publique en coquille et appelée encore Campo di Siena, comme au temps du Dante; ses vieilles murailles qui, vues de loin, font une si fière mine; les Siennois, les Siennoises surtout dont Blaise de Montluc a immortalisé la vaillance, mais dont la vanité, au dire de Dante (1), l'emporte même sur la vanité française.

Hier, je me suis présenté chez M. Enrico Ferri, muni de votre lettre d'introduction et de quelques récentes thèses du laboratoire de médecine légale.

En approchant de sa demeure, le cœur me battait fort. Je n'ai jamais abordé sans tremblement un maître de la pensée. E. Ferri en est un. Quoique très-jeune encore, il a déjà eu

(1) Aujourd'hui toutes les empreintes du passé sont religieusement respectées, grâce à la sage administration d'un homme d'une haute valeur, le comm. L. Banchi, directeur des archives et maire de la ville.

(1) Inf., c. XXXIX, 123.

le temps de s'affirmer et d'écrire son nom sur le livre d'or de la science. L'homme qui a le plus vécu n'est pas celui qui compte le plus d'années. Le professeur de droit criminel de l'Université de Sienne n'a que vingt-sept ans, et déjà ses rares facultés d'orateur, de légiste, d'une part, et, d'autre part, celle du savant versé dans les sciences médicales, lui permettent d'user tour à tour des unes et des autres. De là le caractère de ses travaux solides, un peu lourds parfois, mais écrits avec la définitive rigueur de la science et pleins de liberté franche et de pensée indépendante.

Son talent est hors de doute. C'est sa méthode seule que l'on peut contester ou discuter. « J'aime Platon, disait un ancien, mais j'aime encore mieux la vérité que Platon. » A mon modeste sens, les savants auront beau se trémousser, ils n'emprisonneront jamais l'esprit humain dans un système, dans une formule. La soutenance de sa thèse inaugurale fut un coup d'éclat. C'était la négation absolue du libre arbitre, cette essence de l'âme, cette force intérieure et personnelle que chacun de nous sent vivre en soi. O jeune et éloquent maître, que feriez-vous sans elle ? — E. Ferri vit mon embarras et m'eut bientôt mis à l'aise. Dès le premier aspect, la sympathie m'avait gagné, cette sympathie sans arrière-pensée. Pendant la promenade que nous fîmes, le soir, à la Lizza, E. Ferri m'entretint longuement des choses de France. Instruit de tout ce qui se passe chez nous, il m'a parlé de notre pays avec l'accent d'un homme qui lui rend pleinement justice. — « Vous savez, m'a-t-il dit, si je m'intéresse à tout ce qui vient d'une nation à laquelle m'unissent tant de sincères sympathies, une nation qui tient de si près à l'Italie par les intérêts comme par les souvenirs. La France est avant tout un peuple de cœur; durant que les autres cheminent lentement, elle peut quelquefois s'arrêter et s'endormir... mais elle est bientôt à la tête de la caravane. Vous savez assez si toutes les questions françaises me préoccupent. On me reproche même mes études de statistique sur la criminalité en France, comme s'il était possible d'en publier de semblables sur l'Italie ! Notre statistique est incomplète et peu sûre... Mais aujourd'hui que l'Italie a brisé toutes ses entraves, qu'elle a réalisé cette communion fraternelle de toute la famille italienne, elle peut rendre quelques années plus fécondes que tout un siècle... »

Peu à peu, la conversation dérive vers la médecine et le droit. — « Mes études, vous le savez peut-être, convergent sans cesse vers les sciences médicales. L'anthropologie surtout m'attire et me captive. Je publie en ce moment un travail d'anthropométrie sur les criminels, les fous et les hommes normaux. Lacassagne et Bordier en France, Héger en Belgique m'ont ouvert la voie. »

Nous parlons ensuite de Lombroso. — « L'éminent professeur de Turin a été le premier en Italie à étudier la physiologie du crime, à faire des études anthropologiques la base du droit pénal. Mais il n'a pas distingué les *délinquants d'habitude* que j'appelle de préférence *incorrigibles ou nés délinquants*, des *délinquants d'occasion*. Cette distinction capitale, et sur laquelle j'insiste dans mes cours, n'est pourtant pas nouvelle : n'est-elle pas tout entière contenue dans l'antique doctrine de la *consuetudo delinquendi?* »

Penser avec son propre cerveau, ne porter aucune lunette, par ce temps de mœurs effacées, est un mérite rare. E. Ferri le possède. Sa profonde compréhension des choses modernes est étonnante. Je ne puis m'empêcher de le regarder comme le premier des jeunes hommes dont l'Italie a le droit d'être fière. Original en toute chose, il l'est aussi par volonté, car s'il a le don, il a aussi le travail. C'est bien lui qui peut dire comme Apelles : *nulla dies sine linea.* Outre de très-doctes et de très-substantielles études (1), il a publié déjà de nombreux travaux dans l'*Archivio di Psichiatria* (2), dans les *Annali di Statistica* (3) du ministère de l'agriculture, dans la *Rivista di Philosophia scientifica* (4) de E. Morselli, dans

(1) A. *La teorica dell' imputabilita e la negazione del libero arbitrio.* 1 vol. in-8 de 600 p., Firenze, 1878 (épuisé). Ce travail est le développement d'une partie de la thèse qu'il soutint en 1877 devant la Faculté de Bologne sur la proportion des délits et des peines.

B. Pendant l'année dans laquelle il séjourna à Turin comme Libero docente, il publia : *Cenni critichi sulla guiria in Italia.* Venezia, 1880. (Opuscule où il combat le jury pour les délits communs.)

C. Durant son séjour à Bologne comme professeur intérimaire de son maître Ellero, il publia : *I nuovi orizzonti del diritto e della procedura penale. Prolusione.* Bologna, 1881, in-8 de 45 p.

D. A Sienne, E. Ferri a publié : *La scuola positiva di diritto criminale.* Siena, 1883, 50 p. (L'auteur y expose les causes historiques et le but pratique de la nouvelle école) ; — *Socialismo e criminalita*, 1 vol. in-8, 1883.

(2) *I sostitutivi penali avec 2 diagr.* Statistique pour la France. (Vol. I, fasc. II.)

Diritto penale ed anthropologia criminale. (Vol. I, fasc. IV.)

Il diritto di punire come funzione sociale. (Vol. III, 1882.)

Il riordinamento della statistica giudiziaria in Italia. (Vol. III, 1882.)

Educazione ambiente e criminalita. (Vol. IV, fasc. I, 1883.)

La criminalità in Italia e la Relazione De Renzis sul Bilancio dell' Interno. (Vol. IV, fasc. II, 1883.)

L'omicidio-suicidio; Responsabilita giudirica. (Vol. IV, fasc. III, 1883.)

(3) *Studii sulla criminalita in Francia dal 1826 al 1878.* (Série II, vol. XXII, anno 1881. Tiré à part, 44 p. avec un graphique. Roma, 1881. « Les travaux de E. Ferri sur la statistique criminelle française sont les meilleurs que nous ayons ; ils doivent servir de modèle. » Ce jugement d'Œttingen est aussi celui de Lacassagne, Ribot, Roussel, Tarde en France, de Lombroso, E. Morselli, Tamassia en Italie, Perez en Espagne, etc.

(4) Quelques pages préventives de son traité sur l'*Omicidio.*

les *Archives italiennes de Biologie* (1), dans le *Zeitschrift für die Gesammte Strafrechtswissenschaft di Dochow e Liszt* (2) dans le *Magyar Igazazügy* (3), une revue magyare de Buda-Pest. Sans compter maints articles bibliographiques sur les ouvrages de droit, de philosophie, de psychologie parus dans les *Archiv. de Psych.* et dans d'autres revues.

E. Ferri travaille en ce moment à un grand ouvrage sur l'homicide (4), une œuvre utile et riche en notions nouvelles.

J'ai pu parcourir les 500 pages déjà imprimées du tome I (il doit en avoir 800). L'auteur verse une forte clarté sur les causes anthropologiques, cosmiques et morales de l'homicide. Le second volume sera la partie la plus importante, comme la base de l'édifice scientifique du nouveau droit criminel.

Grâce à sa prodigieuse verve de travail, E. Ferri vient d'exposer ses idées sur la vraie sociologie scientifique dans une excellente étude (5) pleine d'observations profondes, de remarques neuves et piquantes. Sauf quelques réserves sur certains points, nous dirons que là encore le professeur de droit criminel a bien servi son pays. Ses adversaires (on en

(1) Études d'anthropométrie sur les criminels, les fous et les hommes normaux. (Tome III, fasc. III, 1883.)

(2) Berlin, 1882 : *Étude de l'influence de la température sur la criminalité*, 40 p. avec 2 diagr.

(3) Buda-Pest, 1882.

(4) *L'Omicidio in rapporto alla scienza, alla legislazione ed alla giurisprudenza.* Bologna, N. Zanichelli, édit. 2 vol. in-8 avec atlas anthropologico-statistique. Paraîtra dans le courant de 1884.

(5) *Socialismo e criminalita.* Roma, frattelli Bocca, 1883. In-8° de 221 pages. (Analysé in *Revue philosophique de Ribot*, n° de novembre 1883.)

a toujours, dit Sheridan, pourvu qu'on ait assez de valeur pour en mériter) lui reprochent de travailler trop vite. « Le temps ne fait rien à l'affaire » eût répondu le sage Poquelin. On dit souvent trop peu quand on veut trop bien dire.

Siena, le 13 octobre 1883.

Il n'y a ici que deux Facultés : celle de médecine et celle de droit. La Faculté (3) illustrée par Mascagni possède aujourd'hui des professeurs d'un grand mérite, entre autres le directeur de l'Institut anatomique, le docteur Romiti, un savant embryologiste. Maîtres et élèves trouvent au Manicomio de nombreux sujets d'études. Cet asile d'aliénés que j'ai visité ce matin avec E. Ferri peut contenir plus de 1,000 malades (hommes et femmes). Il est dirigé par le docteur Funaioli, membre correspondant de la Société médico-psychologique de Paris. Il est absent en ce moment, et le docteur Maiorfi veut bien nous faire les honneurs de l'établissement. Admirablement situé, il est de construction toute récente. Dans les corridors, dans quelques salles d'une propreté froide nous rencontrons les fous paisibles qu'on laisse vaguer sans danger pour eux ni pour les autres. Quelques-uns d'entre eux, qui ont la manie de peindre, ont illustré de leurs fantaisies l'antichambre et le cabinet du Directeur. Certaines lois de l'art semblent avoir survécu là aux naufrages de la raison.

Malheureusement, toute cette installation si complète et si moderne est perdue pour la science. Nulle clinique psychiatrique au Manicomio de Sienne ! Cette lacune devrait être

(3) 114 étudiants.

comblée avant le Congrès de psychiatrie qui, dans trois ans, doit se réunir ici. Elle le sera quand la loi Baccelli votée, l'Université de Sienne deviendra une Université de premier ordre. Aujourd'hui elle n'a que les quatre premières années. Les deux autres se font à l'Institut supérieur de Florence (1).

Quant à la Faculté de droit, elle est complète. Dans la chaire qu'il occupe, — celle de droit criminel, — E. Ferri maintient l'heureuse alliance des sciences anthropologiques et juridiques. Il emprunte avec un esprit vraiment scientifique des idées nouvelles aux sciences médicales. Tous les problèmes qu'elles soulèvent, il les aborde résolument et les discute avec une superbe éloquence. C'est au Circolo giuridico surtout qu'il faut le voir captiver ses auditeurs par la variété, l'éclat, la concision de son éloquente parole.

Il n'y a en Italie que Lombroso à Turin, Puglia à Messine et Garofalo qui osent comme lui faire de la science moderne, non plus la chose dédaignée, mais l'industrieuse alliée des études de droit. Rien n'était plus propre à imprégner de notions scientifiques l'esprit de ses élèves que les visites qu'il faisait (2) avec eux aux établissements pénitentiaires des principales villes d'Italie. Ainsi, le 12 mars 1881,

(1) Les Universités italiennes sont actuellement régies par la loi Casati (13 nov. 1859), modifiée par Coppino (8 oct. 1876) et par Baccelli. On discute en ce moment au Parlement italien le projet de loi du docteur Baccelli sur la réforme de l'enseignement supérieur (*Modificazioni alle leggi vigenti per la istruzione superiore del regno*). Il repose sur deux principes : une grande liberté d'enseignement, sauf le contrôle nécessaire de l'Etat et l'autonomie des Universités. Ni la droite (parti de la centralisation administrative) ni le centre ne partagent les idées du ministre de l'instruction publique.

(2) Accompagné du prof. Riccardi, libero docente d'anthropologie, et du docteur Ravaglia, professeur de médecine légale.

ils étaient à la maison d'arrêt de Bologne, le 20 mars à la maison de correction de Castelfranco (1) (Emilia), le 27 mars à la maison de correction de Saliceta S. Guiliano (2) et à la prison de Modène, le 1er mai au bagne d'Ancône (3) et le 15 mai à la maison de réclusion de Parme (4). Au retour les élèves (5) publiaient eux-mêmes, sous la direction du maître, les résultats de leur observation. Malheureusement M. Beltrani Scalia, directeur général des prisons, esprit profondément libéral, y vit une atteinte portée à la discipline.

Aujourd'hui, à Sienne, E. Ferri a remplacé ces promenades si utiles par des conférences d'anthropologie criminelle au Circolo giuridico. Il n'y parle qu'entouré de preuves : cerveaux (6), crânes de criminels, tatouages (7), diagrammes, sta-

(1) Relation de G. Battista Furlani, étudiant de 4e année (*Arch. di psych.*, tome III, 1881, p. 213-218).

(2) R. de Camillo Prampolini, étudiant de 4e année. (*Id.*, t. II, 1881, p. 218-223.)

(3) R. de G. Venezian, élève de 3e année. (*Id.*, t. II, 1881, p. 345-355.)

(4) R. de Giuseppe Corridori, élève de 3e année, et de Dino Doni (de 4e année). *Id.*, *id.*, p. 223-235.)

(5) N'oublions pas que ce sont des étudiants en droit.

(6) Cerveaux préparés par le professeur Romiti, au moyen du procédé de Giacomini, de Turin. Le docteur Romiti avait essayé de fonder, comme Lombroso, à Turin, un musée d'anthropologie criminelle. Le pénitencier de San-Gimignano (à quelques kilomètres de Sienne) lui avait déjà fourni quelques pièces intéressantes, quand M. Beltrani Scalia supprima l'autorisation, l'idée lui étant venue de fonder lui-même à Rome un musée national d'anthropologie criminelle. Ce projet n'a pas encore été réalisé. Peut-être le sera-t-il à l'occasion du Congrès pénitentiaire international qui doit se réunir à Rome en octobre 1884. Le comité exécutif se compose du syndicat de Rome, d'un délégué de la presse périodique, du directeur général des prisons, de l'honorable de Renzis, de l'honorable Canonico.

(7) Fac-simile des beaux tatouages du professeur Lacassagne.

tistiques, etc., sont là sous les yeux. Alors toute parole porte coup, et entre pour ainsi dire dans le vif. Aussi, malgré les premiers étonnements et les hauts cris que soulève toute idée nouvelle, la doctrine positiviste servie par la belle parole et l'infatigable activité d'E. Ferri a-t-elle obtenu droit de cité à Sienne.

Quoique bien jeune encore, E. Ferri a donc déjà beaucoup agi (1), beaucoup influé, beaucoup écrit, sans parler de l'avenir ouvert qui lui reste. Quoi qu'il publie, ou de tout nouveau ou de composé déjà, il ne fera certainement par ses travaux qu'entrer en possession de la place qui lui est dès longtemps reconnue dans l'opinion. Le lieu qu'il tient, il l'étend chaque jour, et, pour l'agrandir encore, il n'a qu'à le faire tout à fait égal à son mérite.

(1) Les événements de sa vie sont très-simples et peu multipliés. Dans une civilisation rigoureusement précise comme la nôtre, toute la vie du savant est dans son cerveau.

Cinquième lettre.

UNE VISITE A L'UNIVERSITÉ DE PAVIE.

Pavie, le 16 octobre 1883.

N'étaient son Université et sa Chartreuse, Pavie, l'ancienne capitale des rois lombards, jadis la ville aux cent tours, entre nous, ne vaudrait pas la peine de se détourner. Plate, triste et morte autant que ville qui soit au monde, elle ne mérite pas la description qu'on en pourrait faire. Au sortir de Sienne, c'est une halte dans la prose... A Dieu ne plaise que je parle avec dédain de la noble cité qu'ont illustrée Scarpa, Frank, Tissot, Spallanzani, Volta, Panizza, Porta, pour ne parler que des plus grands dans les sciences médicales ! Mais, en mon âme et conscience, je ne puis m'empêcher de trouver Pavie la plus ennuyeuse et la plus maussade ville qu'on puisse rêver. Je conseille aux touristes, ces beaux oiseaux de passage qui ont la fatuité de prétendre qu'ils ne s'ennuient nulle part, d'y séjourner quatre ou cinq jours. A moins qu'ils n'aient portes ouvertes à l'Université, ils apprendront ce que c'est que l'ennui.

L'Université ! voilà le vrai titre de gloire de Pavie. Il faudrait un livre d'or à mille feuillets pour écrire tous les grands noms qui l'ont illustrée depuis sa fondation par Charlemagne en 791. Rappeler tous les souvenirs qui vivent encore dans cette enceinte historique serait donc une entreprise fort sérieuse. Je ne la tenterai pas.

L'Université de Pavie est actuellement une des sept (1) Universités officielles complètes et de première classe. Comme aux siècles derniers, tout un peuple d'étudiants (2) y suit les leçons de ses savants maîtres. Aussi est-elle encore le phare scientifique de l'Italie.

Ce que personne ne m'avait dit, ce qu'aucun récit ne m'avait seulement fait pressentir de loin, c'est l'accueil empressé que l'on y reçoit.

Je suis adressé à MM. A. Tamassia, professeur de médecine légale, et Sormani, professeur d'hygiène. Depuis quelques jours, M. Tamassia a quitté Pavie. Il vient d'être nommé à l'Université de Padoue, cet antique centre de lumière où professèrent jadis Vesale et Galilée.

Je suis accueilli à bras ouverts par M. Sormani, l'illustre auteur de la *Géographie nosologique de l'Italie*, un livre indispensable aux statisticiens, aux épidémiologistes et aux hygiénistes.

Pavie, le 18 octobre.

Aujourd'hui visite à l'Université. Elle occupe, dans le Corso, un immense bâtiment d'un aspect sévère et monumental. Je ne le décrirai pas. Il faudrait presque un volume. Simple touriste, je ne parlerai, sauf à être incomplet, que de ce que j'ai vu.

Nous traversons de vastes galeries retentissantes et sonores. Tout semble désert. Vous le voyez, me dit M. Sormani, l'Université est en vacance et la plupart des professeurs sont

(1) Les autres sont Bologne, Naples, Padoue, Rome, Turin et Gênes.

(2) L'Université est fréquentée par environ 1,500 étudiants. La Faculté de médecine à elle seule en compte près de 400.

absents. J'aurais voulu vous présenter au professeur Bottini, le digne successeur de Porta ; au professeur Orsi, qui occupe la chaire de clinique médicale et auteur de récents travaux sur le microbe de Klebs ; au professeur Quaglino, l'éminent ophthalmologiste ; au professeur Porro, un maître dans l'art obstétrical. Mais je puis vous introduire chez M. Zoja, en ce moment dans son laboratoire. Ses travaux (1) sur l'anatomie normale et topographique ne vous sont pas inconnus sans doute. Je ne vous citerai que ses belles recherches sur les apophyses mastoïdes, sur l'artère vertébrale, sur l'appendice de la glande thyroïde, sur les têtes de Scarpa (2), Panizza (3), Bordoni (4), sur le Musée d'anatomie (5), de Pavie, etc.

Nous arrivons ainsi à la section d'anatomie, sûrs d'une réception amicale et bienveillante. M. Zoja était dans son cabinet de travail. Il nous reçoit avec une simplicité grave,

(1) La plupart ont paru in *Annali Universitari di medicina di Milano*, in *Giornale di Anatomia e Fisologia pathologica*, in *Gazzetta medica italiana lombardia*, in *Rivista critica*, in *Archivio per l'anthropologia e la Etnozogia*, in *Bolletino scientifico* redatta dai prof. A. de Giovanni, L. Maggi e G. Zoja ; in *Atti della R. Academia dei Lincei*, in *Dizionario delle scienze mediche* (de 1871 à 1875), etc.

(2) Opusculo in 8° con fotognafia. Firenze, 1878, in *Archiv. per l'Anthropologia e la Etnologia.*

(3) Cenni sulla testa di Bartholomeo Panizza.—Opuscolo in 8°. Milano, 1879. Bolletino scientifico redatto dai professari A. de Giovanni, L. Maggi e G. Zoja, anno I, n° 2-3.

(4) Sul teschio di Antonio Bordoni matematico pavero. — Nota del prof. G. Zoja. Memorie del R. Istituto Lombardo di scienze e lettere, vol. XV, XVI, série III.

(5) Cenno storico sulla R. Universita di Pavia. Pavia, 1873—Et la belle publication : Il gabinetto di anatomia normale della R. Universita di Pavia : 4 fascicoli in-4. Pavia, 1874-1881 (osteologia, angiologia, nevrologia, splanchnologia).

sans aucune dépense de gestes et de propos, et veut bien se faire notre guide dans ses merveilleuses galeries.

Le véritable fondateur du Musée d'anatomie de Pavie, nous dit-il, est Antonio Scarpa, car son prédécesseur Giacomo Reizia (1774-1783) n'y avait encore réuni que 29 pièces. Scarpa l'enrichit de 389 préparations : elles figurent dans l'Index rerum Musei Ticinencis, publié par Scarpa lui-même en 1804. Son successeur, Santo Fattori, n'y ajouta rien. Ce fut Bartholomeo Panizza, professeur d'anatomie de 1817 à 1864 qui, aidé de ses collaborateurs Rini, Farda, Beolchini, Novati, Verga, Casorati, Fortunato, Ferrario Ercole, Casorati Giovanni, etc., fit du cabinet d'anatomie de Pavie le plus riche de l'Italie.

En 1831, le nombre des préparations était d'environ 800 ; en 1845 il s'élevait à 1,140, en 1864 à 1,231. De 1864 à 1883 (novembre), le professeur G. Zoja le porte à 2,565.

Il y a là toute une mine d'or pour les étudiants. Aucun traité d'anatomie, aucun atlas, ne sauraient leur apprendre autant. Chaque pièce vous donne une connaissance complète. Voilà Scarpa avec ses merveilleuses préparations de nerfs olfactifs, point de départ de ses études sur l'odorat, de nerfs naso-palatins, de la peau du pied et de la main ; une fort belle pièce en cire représentant les origines apparentes, la marche et la terminaison des nerfs moteur oculaire commun, pathétique, trijumeau et moteur oculaire externe. — Voilà Panizza, prédécesseur de M. Zoja, avec de nombreuses pièces où sont préparés avec un art infini les nerfs du goût et du tact, la dure-mère, la pie-mère, l'encéphale... Celles préparées par M. Zoja lui-même sont fort nombreuses et bien dignes de figurer aux côtés de celles de ses illustres prédécesseurs. J'en remarque de très-belles sur le système artériel et veineux de la dure-mère, sur les circonvolutions cérébrales, l'isthme de l'encéphale, le bulbe rachidien. Toutes ces pièces se déroulent sous vos yeux avec clarté extraordinaire.

En quittant cette salle, nous en abordons une autre, celle de la splanchnologie. Près de la porte, mon regard est attiré par une tête avec toutes ses parties molles et religieusement conservée dans un bocal. — « Cette tête, me dit M. Zoja, est la tête de Scarpa ; ces doigts que vous voyez à côté sont les doigts de Scarpa ! Un ami dévoué nous a miraculeusement conservé ces restes du grand homme... »

En présence de cette tête vénérée, une anecdote de la vie de Scarpa vous revient involontairement en mémoire. C'était en 1805. Depuis un an, l'illustre anatomiste, qui sentait sa vue s'affaiblir, avait pris sa retraite. Napoléon visitant l'Université de Pavie, se fit présenter les professeurs et manda Scarpa : « Quels que soient vos sentiments, lui dit l'empereur, je les respecte, mais je ne puis souffrir que vous restiez séparé d'une institution dont vous êtes l'ornement. Un homme tel que vous doit, comme un brave soldat, mourir au champ d'honneur. » Scarpa reprit sa chaire.

Une des curiosités de cette salle est un cas (unique dans la science) de pigmentation de la peau. C'est un homme (1) entier dont la surface cutanée a la couleur du léopard. Le professeur Orsi l'a désigné sous le nom d'*antropoleopardalisdermia* (!). L'état de conservation de ce cadavre est une autre merveille. Il est moins hâve, moins creusé, moins vert que si la vie l'avait quitté depuis quelques heures seulement : sa peau dans les parties saines conserve ce velouté, cette fraîcheur exquise de l'homme bien portant. C'est la santé dans la mort.

(1) Conservé dans un cercueil de verre, au sein d'un mélange d'alcool et de glycérine (procédé du prof. Orsi).

Dans une vitrine, quelques merveilles de Panizza saisissent tout d'abord les yeux et les retiennent longtemps : ce sont des injections mercurielles des lymphatiques de l'estomac et de l'intestin de tortues de mer, une entre autres que M. Zoja me décrit avec amour et qui ferait l'admiration de M. Sappey, le convaincrait peut-être s'il pouvait être convaincu par l'évidence. Nombreuses haltes devant les fameuses préparations du triangle de Scarpa par l'auteur lui-même et par Panizza, devant celles du cœur, des systèmes artériels veineux et lymphatiques par le professeur Zoja.

Quant au Musée ostéologique, il compte aujourd'hui 638 préparations ; 38 squelettes complets (26 hommes et 12 femmes) sont rangés suivant leur âge, depuis 2 mois jusqu'à 101 ans. Il y a là 2 squelettes d'Allemands, 1 Américain, 1 Maure, tous les autres sont des Italiens.

200 têtes, dont quelques-unes sont les têtes d'hommes illustres, celles du mathématicien Bordoni, du peintre Massacra, du littérateur Bussedi, dont quelques autres sont des têtes de criminels, de prostituées... M. Zoja, que préoccupent, qu'attirent comme un abîme les problèmes insolubles du fonctionnement cérébral, trouve là matière à de hautes considérations d'anthropologie et de philosophie positive.

Je ne serais pas sorti de cet incomparable musée, dont un volume ne suffirait pas à décrire les richesses, si je n'eusse fait effort sur moi-même pour m'en arracher, et si je n'eusse craint d'abuser de l'extrême courtoisie de M. Zoja.

Le savant professeur voulut encore me montrer l'amphithéâtre de Scarpa, actuellement la salle des cours d'anatomie. Il est difficile de donner une idée avec des paroles de ce qu'on éprouve en pénétrant dans ce sanctum sanctorum de la science. Tout y est conservé religieusement : la modeste table de bois du professeur, les banquettes où se serraient ses élèves n'ont pas été touchées. La muraille, les boiseries n'ont été ni rebadigeonnées ni revernies. Le mystérieux demi-jour qui y règne ajoute encore à l'illusion. L'image du grand homme remplit et anime toute cette enceinte. On s'enferme quelques minutes dans ses souvenirs pour se donner l'illusion du passé ; le maître est là, devant sa table, entouré d'élèves attentifs, il va parler, il parle... *Tanta inest vis admonitionis in locis* (1) ! O charme et puissance des lieux !

Nous prîmes congé de M. Zoja. Il m'avait initié aux richesses de son cénacle. J'aurais voulu lui en témoigner ma gratitude autrement qu'en vaines phrases et en fades remercîments.

Mes oreilles étaient toutes aux paroles de M. Sormani quand nous pénétrâmes dans le laboratoire du docteur Sangalli. Le savant professeur fait en ce moment un voyage scientifique en Allemagne. Je constate que les affections du cœur sont non moins fréquentes à Pavie qu'à Lyon ; les préparations de lésions aortiques sont surtout fort nombreuses.

Dans le muséum d'anatomie comparée du professeur Maggi, un fervent disciple d'Hæckel, mon regard se rive à mainte préparation curieuse, surtout à une collection de pièces en cire représentant les mille phases du développement et des maladies du ver à soie. Mais là-dessus mes souvenirs sont encore si confus dans ma tête, qu'ils ont quelque chose de l'incohérence du rêve. Je m'arrête donc sans avoir traité mon sujet. Vous ne trouverez pas mauvais que je ne vous rende pas un compte plus détaillé des richesses que contient le musée de l'Université de Pavie. J'ai pris çà et là

(1) Cicéron.

ce qui me semblait significatif, car l'espace dont je dispose est vraiment trop restreint.

De ces visites rapides et nécessairement incomplètes j'ai rapporté cette impression qui les résume toutes : Pavie a le droit d'être aussi fière du présent que du passé de son Université. Je suis tout honteux, tout confus, moi Français inconnu, quand je songe à l'accueil empressé que j'ai trouvé ici. Ma prolixité me semble alors du laconisme et de l'ingratitude.

Turin, le 24 octobre.

Visite à Morselli. Soirée passée à visiter son Manicomio. Ma récolte est si riche de renseignements, d'observations curieuses et inédites, que j'en ferai peut-être l'objet d'un mémoire spécial.

. . . .

Rien ne me retient plus à Turin. Je regagnerai demain Lyon. L'homme a beau changer de place, le corps et l'esprit voyagent, non le cœur.

Cœlum non animum mutant qui trans mare currunt.

Toutes ces lettres, déjà vieilles de cinq mois, n'étaient peut-être pas aussi inutiles à conserver qu'il semble. Les esprits accoutumés à la satire, à l'indifférence railleuse se trouveront désorientés et me blâmeront peut-être de les avoir publiées. Elles ne valent, je le sais, que par la sincérité du témoignage qu'elles contiennent. Je n'ai eu nullement la prétention d'y révéler une Italie qu'on ne voit pas. Touriste indépendant, je me suis contenté d'écrire en parfaite sincérité ce que j'ai vu, ce qui m'a été dit. Si j'ai pu déplaire à quelqu'un, c'est sans malveillance, et si je me suis trompé dans mes jugements, c'est de bonne foi. Heureux si j'ai pu partager avec quelques lecteurs sympathiques du *Lyon Médical* mes impressions et mes plus chers souvenirs !

Extrait du Lyon Médical

TABLE DES MATIÈRES

De Lyon à Civita-Vecchia.. 7
De Civita-Vecchia à Rome.. 10

PREMIÈRE LETTRE.

ROME. L'hôtel Florence et d'Alibert.. 13
— La colonie agricole des Trois-Fontaines et la culture des eucalyptus.. 14
— Le sénateur Torelli, le professeur Tommasi Crudeli à Tre-Fontane.. 17

DEUXIÈME LETTRE.

Une visite au sénateur Pantaleoni.. 18
Conversation avec M. Raoul Pantaleoni.. 19
État hygiénique de Rome : les progrès accomplis depuis 1871..... 20
La campagne romaine : Porto d'Anzio et son hospice marin...... 24

TROISIÈME LETTRE.

M. Luigi Bodio et la statistique italienne.. 26
L'archivio di statistica.. 27
A Saint-Pierre : la *Justice* du tombeau de Paul III.............. 28
L'établissement thermal des Acque Alule.. 33

QUATRIÈME LETTRE.

SIENNE. Sienne 33
— E. Ferri ; ses sentiments sympathiques pour la France... 34
— Ses études ; originalité de sa méthode ; ses principaux travaux.. 35
— Le manicomio de Sienne.. 38
La Faculté de droit.. 39
L'enseignement d'E. Ferri.. 39

CINQUIÈME LETTRE.

PAVIE. Visite à l'Université de Pavie ; les professeurs Sormani et Zoja.. 42

Lyon. — Assoc. typog., F. PLAN, rue de la Barre, 12.

www.ingramcontent.com/pod-product-compliance
Ingram Content Group UK Ltd.
Pitfield, Milton Keynes, MK11 3LW, UK
UKHW021946260726
13994UKWH00004B/1578